AF296587

DE LA BÉTULALBINE — DE L'ACIDE BÉTULALBIQUE

PROPRIÉTÉS PHYSIOLOGIQUES

DE LA

BÉTULALBINE

SON ACTION

DANS LE TRAITEMENT DES URÉTHRITES

OBSERVATIONS

Par M. E. FERRAY, d'Evreux

Ex-Interne des hôpitaux de Paris
(Lourcine, 1869-1870)
Ancien Elève du Laboratoire des Hautes-Études du collége de France

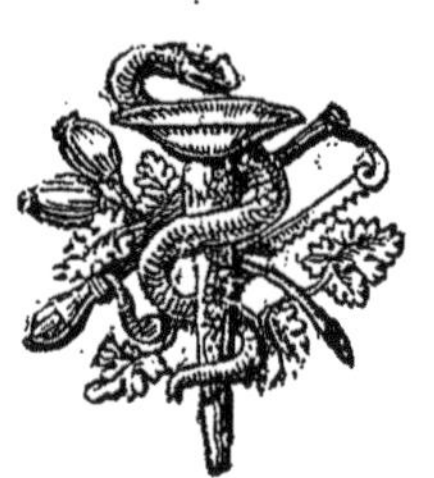

ÉVREUX

DE L'IMPRIMERIE DE ERNEST QUETTIER
Rue Chartraine, nº 37

1881

PROPRIÉTÉS PHYSIOLOGIQUES

DE LA

BÉTULALBINE

SON ACTION

DANS LE TRAITEMENT DES URÉTHRITES

OBSERVATIONS

Par M. E. FERRAY, d'Evreux

Ex-Interne des hôpitaux de Paris
(Lourcine, 1869-1870)
Ancien Elève du Laboratoire des Hautes-Études du collége de France

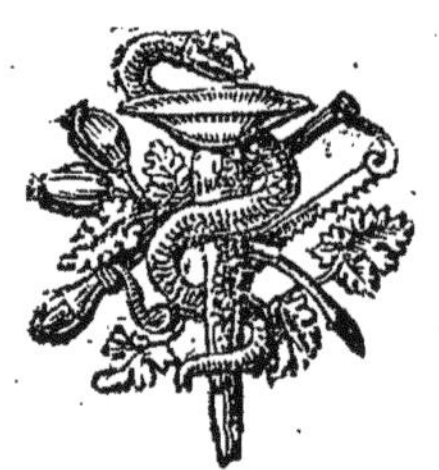

ÉVREUX

DE L'IMPRIMERIE DE ERNEST QUETTIER
Rue Chartraine, n° 37

1881

PROPRIÉTÉS PHYSIOLOGIQUES

DE LA BÉTULALBINE

SON ACTION

DANS LE TRAITEMENT DES URÉTHRITES

OBSERVATIONS

Par M. E. FERRAY, d'Évreux

La mode est assurément personne bien exigeante. Ne la voit-on pas, en effet, imposer ses caprices à tous ? Ne dirige-t-elle point à son gré tant les affaires mondaines que celles sérieuses ?

Le thérapeutique elle-même n'est pas à l'abri de ses lois. Il semble, en effet, que nous ne puissions enrichir notre matière médicale sans mettre à contribution la flore exotique.

Il y a là certes une tendance malheureuse. Nous avons beaucoup fait depuis les Grecs, cependant il faut encore rappeler à nos méditations le γνωτι σεαυτον des anciens.

Pourquoi, en effet, aller chercher si loin pâture à nos investigations, tandis que, tout autour de nous, nous avons tant de sujets d'étude, tant de corps dont nous ignorons les propriétés?

Nous estimons qu'il y a vraiment œuvre méritoire à dresser l'inventaire de nos richesses.

Il est certes intéressant de discuter protection et libre-échange, mais il n'est pas moins utile de chercher les moyens de se passer des autres autant qu'on le peut, de se suffire à soi-même.

N'oublions pas que diminuer les importations, c'est accroître la richesse nationale.

Malheureusement ce n'est que forcés que nous nous livrons à ces recherches, et qu'alors nous trouvons. Nous n'en voulons pour preuve que certaines conséquences du blocus continental.

Pénétré de ces idées, nous avons entrepris une série d'études sur les plantes qui croissent autour de nous.

C'est au cours de ces recherches, à la suite d'un incident peu important par lui-même et que nous aurons occasion de relater au début de ce travail, que nous avons été amené à diriger plus spécialement nos travaux sur les propriétés de l'un des arbres les plus répandus dans nos forêts des climats tempérés, le bouleau.

L'étude des propriétés de cette plante doit faire l'objet de cette communication.

C'était au cours de l'hiver de 1871, un habitant de la campagne vint nous trouver pour nous demander les médicaments qui lui étaient nécessaires pour soigner une uréthrite. Dans la conversation, le malade fut amené à nous dire que, s'il avait été dans la saison chaude, il ne serait point venu réclamer nos services, puisque, disait-il, avec les pousses de bouleau, il aurait su se guérir. sans notre secours.

Je me mis au travail. Mes recherches bibliographiques peuvent se résumer à ceci comme résultat :

1° *Au point de vue thérapeutique :*

Lémery nous dit que les feuilles et l'écorce du bouleau sont détersives, apéritives, résolutives ; qu'on tire de cet arbre une sève qui est apéritive, étant bue pendant quelque temps.

Le *Codex medicamentarius*, éditions de 1758 et 1818, signale les jeunes pousses de bouleau comme diurétiques.

Littré et Robin disent que le bouleau contient au printemps une sève abondante, d'une saveur douce, sucrée, légèrement aigrelette avec laquelle on prépare dans le Nord une liqueur alcoolique au moyen de la fermentation. De propriétés médicales, il n'en est pas question.

D'Orbigny, dans son dictionnaire, assigne à l'écorce de bouleau des propriétés essentiellement fébrifuges.

Soltzmann, Riedlin, Paouli, Werg, conseillent la sève de bouleau à titre de dépuratif contre les éruptions cutanées, dartreuses et psoriques. Mattioli, Tabernæmontanus, Charleton, Bartholin, Darel le prescrivent comme diurétique et lithontriptique. Rosen et Bergius le disent vermifuge.

Ce dernier assure que l'épiderme du bouleau, portée dans les souliers, détermine infailliblement une sueur des pieds qui peut devenir salutaire dans plusieurs maladies chroniques. Les feuilles exercent pareillement une action sudorifique très-marquée ; aussi les paysans suédois et moscovites couvrent-ils de ces feuilles leurs membres affectés de douleurs rhumatismales ou gonflés par des infiltrations, des épanchements séreux et lymphatiques.

L'huile de bouleau ou goudron est, paraît-il, employée à l'intérieur et à l'extérieur pour guérir la blennorrhagie et les ulcères vénériens.

D'après Dorvault, son écorce, qui est résineuse, passe pour diurétique et fébrifuge.

Guibourt n'en parle pas. Trousseau et Pidoux non plus.

La dernière édition du *Codex*, ainsi que Gubler dans ses Commentaires, sont complètement muets sur ce sujet.

2° *Au point de vue chimique :*

« Le bouleau contient beaucoup d'huile et de phlegme, médiocrement de sel essentiel. » Lémery.

Lowitz, Hunefeld, Hess, Kossmann se sont occupés du bouleau au point de vue de sa composition chimique. Le résultat de leurs travaux fut la découverte de la bétuline et de l'acide bétulorétinique.

La bétuline est une substance résineuse retirée de l'écorce externe du bouleau. Elle se présente sous la forme de petits mamelons cristallisés, blancs, solubles dans l'alcool chaud et l'éther, insolubles dans les alcalis.

On l'obtient, en épuisant l'écorce de bouleau préalablement desséchée par l'eau bouillante ; on la fait dessécher de nouveau, puis on la traite par l'alcool bouillant qui la laisse déposer par refroidissement.

Kossmann a retiré de l'écorce de bouleau une matière résinoïde blanchâtre, douée de propriétés électro-négatives et qu'il appelle acide bétulorétinique.

Cette substance, d'une amertume excessive, est insoluble dans l'eau, soluble dans les alcalis. Elle se ramollit vers 76° ; avec les bases, elle forme des sels incristallisables.

Tel est l'historique, tant au point de vue chimique, qu'au point de vue médical.

Rien en tout ceci ne venait confirmer les assertions de mon malade. Il est vrai que nous avions trouvé que l'huile de bouleau était employée pour le traitement de la blennorrhagie en Russie. Mais cette huile de bouleau n'est qu'un goudron, une huile pyrogénée dans laquelle les principes préexistants du bouleau ont subi de profondes modifications et ont complètement changé de nature. De telle sorte que l'on peut considérer ce produit comme possédant toutes les propriétés ordinaires des goudrons, et ayant une action spéciale sur les voies urinaires. Si notre malade avait raison, tout était donc à trouver.

Le traitement que nous fîmes subir au bouleau nous permit d'isoler un corps résineux du plus beau vert, sous couche mince, d'une consistance molle dans l'eau tiède, s'étirant facilement, devenant solide, cassant par refroidissement, mais se ramollissant facilement, prenant à la température ordinaire la forme des vases qui le contiennent.

Ce corps est soluble dans l'alcool froid, dans l'éther, dans l'essence de térébenthine, insoluble dans l'eau et le pétrole.

Nous avions là une résine spéciale qui, à n'en pas douter, devait être le principe actif cherché, étant donnée la valeur curative de certaines résines employées comme spécifiques dans le traitement de l'affection pour laquelle notre paysan voulait se soigner.

Nous reviendrons plus loin sur les propriétés de ce corps.

A cette époque vint nous trouver M. X......, sur le point de se marier, et affligé d'une uréthrite chronique, connue vulgairement sous le nom de *goutte militaire*.

Ce malade avait suivi toutes les médications d'ordinaire en usage pour soigner ces sortes d'affections : cubèbe et copahu sous toutes leurs formes, opiat, capsules, potion de Choppart ; injections de toute nature, à l'acétate de plomb, au sulfate de zinc, nitrate d'argent, tannin, etc., etc., et tout cela sans résultat.

L'occasion était des plus favorables pour expérimenter notre nouveau produit. Je l'informai de l'intention que j'avais de le lui donner, et, comme le cas était pressant (le mariage devait se faire dans la quinzaine), il accepta mon offre.

Je lui préparai des pilules contenant chacune 0^{gr} 20 de notre nouvelle résine. Il débuta par 12 pilules par jour, en 3 fois, en augmentant de 3 chaque jour, jusqu'à concurrence de 24.

Au bout de huit jours, l'écoulement avait complètement disparu, le malade n'avait éprouvé aucun malaise et la guérison se maintint. Je revis ce malade depuis, à plusieurs reprises, la guérison était complète.

Un tel résultat ne pouvait que nous engager à poursuivre nos recherches et notre expérimentation.

C'est ce que nous fîmes. De nouvelle résine fut préparée et de nouveaux malades soignés. Le résultat fut le même pour tous.

J'essayai alors s'il n'y avait pas moyen d'administrer le médicament sous une autre forme, sous la forme d'injection. A ma grande surprise l'émulsion de cette résine se fit le plus facilement du monde, de la façon la plus simple qu'il était possible d'imaginer.

Je préparai une teinture au quart; cette teinture, versée dans six parties d'eau distillée, donnait une émulsion d'un vert pâle, parfaite, qui se tenait parfaitement et cela de telle façon que, trois mois après, une de ces émulsions n'avait laissé déposer absolument rien au fond des flacons qui la contenaient.

Cette émulsion fut essayée dans un certain nombre de cas d'uréthrite, soit aigüe, soit chronique, ou concurremment avec le traitement interne, ou seule.

Le résultat fut excellent.

Il n'y avait plus à douter de l'action de ce nouveau corps.

Du même coup, nous avions isolé une substance non encore signalée, et trouvé un spécifique, encore ignoré, ayant sur les médicaments dont nous le proposons comme succédané des avantages considérables, incontestables, que nous nous proposons d'énumérer plus loin.

Mais, à cette époque, des circonstances indépendantes de notre volonté vinrent mettre un obstacle à la continuation de nos recherches, et ce n'est qu'au commencement de l'année dernière que nous pûmes reprendre le cours de nos recherches ainsi suspendues.

C'est ainsi qu'en janvier 1879, nous avons commencé l'étude approfondie de ce corps que nous avions isolé et cherché les propriétés qui pouvaient le différencier de la bétuline et de l'acide bétulorétinique. Comme nous l'avons dit plus haut, notre résine, pour laquelle nous proposerons le nom de *bétulalbine*, est soluble dans l'alcool froid, dans l'éther, l'essence de térébenthine; insoluble dans l'eau, le pétrole. Sa saveur est à peu près nulle, plutôt agréable que désagréable. Son odeur rappelle celle du bouleau séché et n'a rien de l'odeur de cette espèce de goudron, d'huile pyrogénée, que l'on appelle huile de bouleau, ou huile russe, d'une odeur on ne peut plus désagréable et d'une saveur insupportable.

Elle se ramollit à la température ordinaire ; mise en pilules, celles-ci se déforment et se soudent ensemble.

Traitée par 1/20 de magnésie, elle devient dure, cassante ; la cassure est conchoïdale. Son odeur première n'est pas atténuée et, ainsi préparée, elle peut prendre la forme sphérique et la conserver indéfiniment.

Traitée par la potasse caustique, elle se dissout et donne naissance à un liquide brun-rougeâtre.

La solution alcoolique est d'un vert foncé. Traitée par le noir animal lavé, elle devient brune et laisse déposer par l'évaporation une résine d'un brun foncé.

Nous avons cherché si la bétulalbine, à l'instar de la

plupart des résines, ne contenait point un acide particulier.

Nous avons opéré sur 1,000 grammes de produit dont nous avons fait 8 parts. Dans une capsule de porcelaine, nous avons fait fondre à chaud, avec une petite quantité d'eau, 3,000 grammes de carbonate de soude, nous avons ajouté par portions notre résine, puis, quand le dégagement du gaz a cessé, nous avons laissé refroidir, puis repris la masse par 16 litres d'eau froide. Nous avons acidifié avec de l'acide chlorhydrique, jusqu'à réaction acide, puis ajouté une petite quantité de soude en solution, pour neutraliser; nous avons filtré et traité les liqueurs par l'éther; après agitation et repos, nous avons décanté la liqueur éthérée.

Nous avons distillé au bain-marie à siccité; le résidu, repris par l'alcool et filtré, a laissé déposer des cristaux aiguillés, que nous avons purifiés par plusieurs traitements. Nous avons ainsi obtenu des houppes soyeuses d'un corps acide, d'une odeur aromatique forte, particulière et très-agréable.

Ce corps, soluble dans l'eau bouillante, est acide, décompose lentement les carbonates alcalins, et peut former des sels. Traité par la chaleur, il se volatilise vers 180° et donne un acide parfaitement blanc et cristallisé en aiguilles. Un autre procédé que nous avons mis en pratique nous a permis de l'obtenir aussi à un grand degré de pureté.

Nous avons repris le résidu de la distillation par l'eau. La solution traitée par l'acétate de plomb a donné naissance à un abondant précipité blanc que nous avons jeté sur un filtre et lavé.

Ce précipité desséché à l'étuve à basse température a été traité par de l'acide sulfurique dilué dans les proportions suivantes :

Précipité plombique desséché, 20 grammes.

Acide sulfurique dilué, sur quantité quadruple, en poids, d'eau distillée, 2 grammes.

On broie le précipité plombique dans un mortier de verre, on en fait une pâte, en ajoutant par portions l'acide dilué, on laisse en contact 8 à 10 minutes pour donner le temps à la réaction de se produire. On met le tout sur un filtre sans plis et on lave à l'alcool froid.

Par évaporation spontanée, il se dépose des cristaux plus volumineux que dans le premier mode de préparation. Ils possèdent d'ailleurs la même odeur que ceux-ci et les mêmes propriétés chimiques.

Nous avons procédé à l'analyse élémentaire de cet acide organique. La moyenne de nos opérations nous a permis d'établir la formule comme il suit :

$$C^{40} H^{42} O^{16}$$

Comme nous l'avons dit, cet acide peut se combiner aux bases, pour former des sels bien définis, que nous nous proposons d'étudier ultérieurement. Grâce à cette nouvelle étude, nous pourrons vérifier l'exactitude de la formule que nous donnons ci-dessus.

Si nous comparons les propriétés de la bétulalbine et de l'acide bétulalbique à celles de la bétuline et de l'acide bétulorétinique, nous pourrons, d'après les différences consignées dans le tableau suivant, voir que nous avons bien affaire à des corps nouveaux qui n'ont rien de commun avec ceux précédemment signalés :

	ACTION de la chaleur	ACTION des alcalis	ACTION de l'alcool froid	SAVEUR	COULEUR	ASPECT	PRINCIPES acides
Bétuline	Solide à la température ordinaire Fusible à 200°	Insoluble	Insoluble	Très-amère	Blanche	Mamelons cristallins	Acide bétulorétinique
Bétulalbine	Se ramollit à 70° Entre en fusion à 93°	Soluble	Soluble	A peu près insipide, non amère	Verte, brune après l'action du C.	Amorphe	Acide bétulalbique

FORMULES	SAVEUR	ODEUR	ASPECT	SOLUBILITÉ
Acide bétulorétinique $C^{31} H^{56} O^{5}$	Excessivement amère	Non signalée	Résinoïde	Insoluble dans l'eau Soluble dans l'alcool, l'éther, les alcalis
Acide bétulalbique $C^{19} H^{12} O^{16}$	A peu près nulle, légèrement styptique	Aromatique très-agréable	Cristallisé très-nettement	Soluble dans l'eau, l'alcool, l'éther, les alcalis

La seule inspection de ces deux tableaux fait voir suffisamment les différences signalées et rend impossible toute confusion entre la bétuline et la bétulalbine d'une part, et les acides bétulorétinique et bétulalbique d'autre part.

Si, passant des propriétés physiques et chimiques, nous envisageons l'action physiologique de la bétulalbine, nous aurons des résultats bien curieux. Les auteurs qui se sont occupés de la bétuline et de l'acide bétulorétinique ne donnent à ces corps aucunes propriétés physiologiques spéciales.

La bétulalbine, au contraire, possède au plus haut point la propriété — comme nous l'avons indiqué et comme nous le prouverons plus loin — de guérir l'uréthrite tant aiguë que chronique. C'est donc un succédané du copahu, du cubèbe, de l'essence de santal, etc., tous médicaments sur lesquels elle possède de biens grands avantages, comme nous le verrons.

Nous avons voulu nous rendre compte sur nous-même de l'action qu'il pouvait avoir sur l'économie. Nous donnons ci-dessous les résultats de ces essais.

Nos expériences sont nombreuses, aussi nous ne rapporterons que les dernières faites, sous la période du 21 au 28 mai.

Le 21, les urines émises dans les 24 heures forment un volume de 1025^{cc}, d'une densité de 1023, d'un jaune clair, transparentes, ne donnant naissance à la formation d'aucun dépôt par le repos — réaction acide. La chaleur n'amène aucune modification, l'acide azotique n'y produit rien. Pas d'action sur la liqueur cupro-potassique. Elles contiennent 27,0276 d'urée par litre. Soit, pour les 24 heures 27$^{gr.}$ 70; 100^{cc} urine traitée par 10^{cc} éther, celui-ci, évaporé, laisse un faible résidu avec odeur urineuse.

Le 22, mêmes réactions : 1125^{cc} urine, D $=$ 1,021 à 15°, 24,775 urée par litre, soit 27,87 par 24 heures.

Le 23, mêmes réactions : 1480^{cc} urine, D $=$ 1,0145 à 15°, 18,92 urée par litre, soit 28,10 dans les 24 heures. Le soir, nous prenons 10 pilules de 0$^{gr.}$ 18 de bétulalbine.

Le 24, 1540^{cc} urine, D $=$ 1,018, urée 18,02 par litre, soit 27,75 par 24 heures. 10 pilules à 9 heures ; 10, à 11 heures ; 10, à 5 heures.

Pas de maux d'estomac, de nausées, de diarrhée. Pouls et température normaux. 100^{cc} urine traitée par 10^{cc} éther. Celui-ci, évaporé, laisse un résidu à peine appréciable ; odeur urineuse. Pas de modification par la chaleur, l'acide nitrique, la liqueur cupro-potassique. Réaction acide.

Le 25, mêmes réactions que le 24 : urine 985^{cc}, D $=$ 1,0215, urée 27,93 par litre, soit dans les 24 heures, 27,79. 10 pilules à 9 heures; 10 pilules à 11 heures; 10 pilules à 5 heures. Pas de maux d'estomac, de nausées, de diarrhée. Pouls, température, appétit normaux.

Le 26, mêmes réactions : urine 965^{cc}, D $=$ 1,0235, urée 28,154 par litre, soit 27,17 par 24 heures. 10 pilules à 9 heures; 10 pilules à 11 heures. Pas de maux d'estomac, de nausées, de diarrhée. Température, pouls, appétit normaux.

Le 27, mêmes réactions : urine 1080^{cc}, D $= 1,022$, urée 25,225 par litre, soit 27,24 par 24 heures.

Le 28, mêmes réactions : urine 1175^{cc}, D $= 1,020$; urée, par 24 heures, 27,34.

Pour juger plus facilement, nous allons, dans le tableau ci-dessous, résumer tous ces résultats :

DATES.	PILULES prises.	VOLUME.	COULEUR.	TRANSPA-RENCE.	DENSITÉ.	URÉE par 24 heures.	CHALEUR.	LIQUEUR cupro-potassique.	ACIDE nitrique.	EXTRAIT éthéré.	ÉTAT GÉNÉRAL.
21	0	1025cc	Jaune clair	Parfaite	1.023	27.70	0	0	0	Odeur urineuse	Normal
22	0	1125cc	id.	id.	1.021	27.87	0	0	0	id.	id.
23	10	1480cc	id.	id.	1.0145	28.10	0	0	0	id.	id.
24	30	1540cc	id.	id.	1.018	27.75	0	0	0	id.	id.
25	30	985cc	id.	id.	1.0215	27.79	0	0	0	id.	id.
26	20	965cc	id.	id.	1.0235	27.17	0	0	0	id.	id.
27	0	1080cc	id.	id.	1.022	27.24	0	0	0	id.	id.
28	0	1175cc	id.	id.	1.020	27.34	0	0	0	id.	id.

Il est facile, avec ce tableau, de voir qu'au point de vue de son action physiologique, la bétulalbine ne produit point de troubles dans l'économie. Les 25 et 26, on voit que le volume des urines est moindre, mais, si on se reporte aux températures de ces deux journées, ces différences seront expliquées. Donc, aucune mauvaise influence.

Voyons, maintenant, d'après quelques observations prises, dans le courant d'avril et de mai, quels sont les effets de la bétulalbine dans le traitement de l'uréthrite.

Nous devons dire, avant d'aller plus loin, que chez certains sujets faibles, anémiés, l'uréthrite chronique est fort tenace. C'est pourquoi nous avons eu la pensée d'associer le fer à la bétulalbine pour ces cas, et, nous devons ajouter que nous nous en sommes très-bien trouvé. Ces pilules renferment $0^{gr.}02$ de fer réduit et $0^{gr.}16$ de résine.

Nous avons mis à la disposition d'un certain nombre de médecins, qui ont bien voulu nous en demander, des échantillons de notre bétulalbine. Ceux-ci les ont expérimentés et nous ont adressé les résultats de leurs observations. Parmi ces médecins, nous nous contenterons de citer les docteurs Duvignaud, de Bordeaux; Moreau-Wolf, de Paris; Georges Moubet, de Toulouse; Auguste L. de Bourgade, de Listrac-Médoc; Lipkau, de Paris; Taurin, de Louviers, etc., etc.

Voici quelques-unes des observations qui nous ont été transmises :

OBSERVATION I

Le sieur P..., à A..., d'un tempérament lymphatique, est atteint *d'uréthrite* depuis 4 mois. Les médecins lui font prendre des capsules de copahu. Au bout de 20 jours, amélioration, le malade prend des injections ordinairement usitées. Le mal est encore atténué, sans cependant disparaître. Quelque temps après, à la suite d'un déjeuner un peu plus copieux qu'à l'ordinaire, l'écoulement reparaît.

Le malade, sur l'avis de son médecin, prend diverses injections astringentes, de l'opiat cubèbe et copahu, de l'essence de santal, le tout sans effet appréciable.

Le 9 mars, il prend 15 pilules de bétulalbine ; 3 injections.

Le 11 mars, 18 pilules ; 3 injections.

Le 13 mars, 21 pilules ; 3 injections.

Le 15, le mieux se fait sentir; le malade cesse les injections et prend les pilules de bétulalbine ferrugineuses, à la dose de 15 par jour.

Le mieux continue; le malade prend toujours les 15 pilules par jour; enfin, le 6 avril, tout a disparu.

Le malade ne donne plus de ses nouvelles jusqu'à la fin de juin, époque à laquelle il annonce que la guérison s'est maintenue.

OBSERVATION II

Le nommé X..... se présente, le 19 février, pour *orchite blennor-rhagique;* après un traitement approprié, l'orchite disparaît, et l'écoulement revient le 13 mars.

13 mars. — Écoulement blanchâtre pendant le jour, plus jaune et plus épais le matin. Cet écoulement date du mois d'octobre de l'année précédente.

10 pilules de bétulalbine en deux fois dans la journée.

14 mars. — 15 pilules; 3 injections.

16 mars. — Plus d'écoulement dans la journée; 6 pilules, matin, midi et soir.

17 mars. — 15 pilules.

18 mars. —   id.

19 mars. —   id.

20 mars. — 15 pilules.

21 mars. —   id.

22 mars. — 9 pilules ferrugineuses.

23, 24, 25, 26, 27 mars. — Continuation du traitement: le matin, encore un petit suintement séreux.

4 avril. — Guérison complète.

OBSERVATION III

Uréthrite aiguë. — L'écoulement commence le 5 mars. Le 7, balanite. Ecoulement peu abondant, grisâtre, peu de douleur en urinant. Emollients jusqu'au 13 mars.

13 mars. — Plus de balanite. Ecoulement toujours le même. 10 pilules en deux fois.

14 mars. — 15 pilules en 3 fois; 3 injections.

16 mars. — Pas d'écoulement pendant le jour; 18 pilules; 3 injections.

18 mars. — Plus d'écoulement; à peine une goutte le matin. Continuation du traitement.

19 mars. — Plus d'écoulement, même le matin. 15 pilules, 3 injections.

22 mars. — 6 pilules, 3 injections.

24 mars. — Guérison complète.

OBSERVATION IV

Uréthrite aiguë. — Début de l'affection le 4 mars. Douleur très-vive en urinant. Erections douloureuses en urinant. Ecoulement abondant jaune verdâtre. Emollients jusqu'au 13 mars.

13 mars. — Ecoulement toujours abondant, mais blanc et épais. Beaucoup moins de douleur; 10 pilules en deux fois.

14 mars. — 15 pilules en trois fois.

16 mars. — Ecoulement plus séreux, moins épais et moins abondant. Pas de douleur en urinant. Erections seulement le matin et encore peu douloureuses.

18 mars. — Ecoulement diminue pendant le jour. 18 pilules; 3 injections.

19 mars. — Un peu de diarrhée. 15 pilules, 3 injections.

20, 21, 22, 23, 24, 25, 26, 27 mars. — Continuation du traitement. Ecoulement disparu pendant le jour. Une goutte purulente le matin.

30 mars. — Suppression des injections.

3 avril. — Comme le malade commence à s'anémier, 9 pilules bétulalbine ferrugineuses.

9 avril. — 15 pilules; 3 injections.

14 avril. — Guérison complète.

OBSERVATION V

Uréthrite aiguë. — Balanite. Douleurs vives en urinant. Ecoulement abondant et jaune verdâtre. Emollients, bains.

1ᵉʳ avril. — 10 pilules en deux fois.

5 avril. — 15 pilules en trois fois. Ecoulement moins abondant.

11 avril. — 15 pilules bétulalbine ferrugineuses. Ecoulement à peu près le même.

12 avril. — 15 pilules; 3 injections.

19 avril. — 18 pilules. Ecoulement a cessé complètement pendant le jour, à peine une petite goutte le matin.

Le 20 avril, 15 pilules.

Le 22 avril, 10 pilules.

Le 25 avril, guérison complète.

OBSERVATION VI

Uréthrite aiguë. — Début de la maladie, 2 avril. Douleur modérée en urinant ; pas d'érections nocturnes. Ecoulement assez abondant.

4 avril. — 6 pilules.

5 avril. — 9 —

8 avril. — 12 —

9 avril. — 15 —

13 avril. — 18 — 2 injections.

15 avril. — Ecoulement moins considérable, mais encore quelques gouttes dans la journée.

19 avril. — 15 pilules bétulalbine ferrugineuses ;— 4 injections.

23 avril. — Mieux très-sensible, à peine une goutte le matin. On laisse les injections en continuant les pilules.

29 avril. — Guérison.

OBSERVATION VII

Uréthrite aiguë. — Début le 4 avril. Douleur modérée, œdème du prépuce ; écoulement abondant, purulent, assez épais.

8 avril. —   6 pilules bétulalbine.

9 avril. —   9   —

12 avril. — 12   —

15 avril. — 15   —

19 avril. — 18   —   La douleur a complètement disparu. Ecoulement diminue sans cesser complètement.

20 avril. — 18 pilules ; 3 injections.

21 avril. — 15 pilules bétulalbine ferrugineuses.

28 avril. — Continuation ; écoulement presque nul dans le jour ; nous ne voyons plus le malade que le 15 mai, époque à laquelle la guérison est complète depuis déjà quelques jours.

OBSERVATION VIII

Uréthrite chronique. — Le début de l'affection remonte au mois de février; a suivi, depuis ce temps, divers traitements; nous le voyons le 10 avril. A ce moment l'écoulement est très-considérable, pas d'ardeur en urinant, mais érections très-douloureuses.

10 avril. — 10 pilules bétulalbine.

12 avril. — 15   —

14 avril. — 15   —   2 injections.

17 avril. — 18   —   3   —

20 avril. — 18   —   3   —

Ecoulement considérablement diminué.

22 avril. — Le malade se sent assez bien pour recommencer à travailler. En effet, il a à peine une goutte le matin. Néanmoins, il continue son traitement jusqu'à la fin du mois, moment où la guérison est complète.

OBSERVATION IX

Le nommé D....., âgé de 27 ans, n'a jamais eu aucune maladie vénérienne.

Le 25 février 1880, il s'aperçoit qu'il a un écoulement abondant qui tache sa chemise en jaune, dit-il. Il prend de la tisane de graine de lin, puis de la guimauve. Il se contente de faire des injections avec l'une ou l'autre de ces substances. Il ne suit aucun autre traitement jusqu'au 10 mai 1880.

A cette époque, l'écoulement persiste avec la même intensité qu'au début; il vient consulter.

A partir du 11, il prend des pilules de bétulalbine, 5 matin, midi et soir, 2 injections bétulalbine ; ayant éprouvé de la cuisson, celles-ci sont coupées.

13 mai. — 6 pilules, matin, midi et soir.

15 mai. — Presque plus d'écoulement. Il faut regarder de très-près pour constater deux petites taches sur la chemise qu'il portait depuis la veille ; 7 pilules, matin, midi et soir.

17 mai. — Le malade n'a eu aucun écoulement depuis le 15.

Depuis cette époque, la guérison s'est maintenue.

Nous avons voulu aussi essayer l'action de la bétulalbine dans les cas de leucorrhée.

L'expérimentation a donné lieu à l'observation suivante :

OBSERVATION X

Mme X....., 27 ans, paraît d'une constitution robuste, a eu un enfant, il y a cinq ans. Leucorrhée abondante depuis le mois de novembre dernier. S'est fait soigner. A pris plusieurs préparations ferrugineuses, des injections de feuilles de noyer et alun. Leucorrhée persistante.

Commence le traitement le 18 avril.

18 avril. — 15 pilules bétulalbine ferrugineuses, 2 injections ainsi préparées: 1 petite cuillerée à bouche de teinture mère de bétulalbine au 1/4 dans un verre d'eau.

25 avril. — Le mieux se fait sentir.
2 mai. — Le mieux continue.
9 mai. — Guérison complète.
5 juin. — La guérison s'est maintenue.

A la suite de cette observation, le docteur Taurin, de Louviers, a employé dans le même cas cette méthode et s'en est bien trouvé.

Enfin, nous donnerons plusieurs observations qui nous ont été communiquées récemment et qui, pour la plupart, montrent l'action indiscutable de la bétulalbine sur les uréthrites chroniques, alors que les autres traitements ont été suivis sans succès.

OBSERVATION XI

M. X....., Saint-Servan. — *Uréthrite chronique*, datant de 1 an environ; a suivi pendant six semaines le traitement au citrate de fer ammoniacal, sans effet. Pendant deux mois: essence de santal. Grand soulagement dès l'abord; diminution de l'écoulement. Guérison incomplète.

Nouvel essai prolongé du traitement Chable, sans effet.

Depuis, injection Brou. Inutile.

Acide phénique. Injection sans effet.

Pendant le jour (17 août 1880), léger suintement le matin, substance purulente jaunâtre. Premières portions d'urine toujours troubles; quelquefois petite douleur en urinant.

Commence le traitement le 29 août.

29 août. — 5 pilules bétulalbine ferrugineuses, matin, midi, soir; 3 injections.

5 septembre. — Continuation du traitement. Le mieux est constaté.

21 septembre. — Continuation. Le mieux se continue, presque plus rien.

28 septembre. — Amélioration persiste. Continuation.

10 octobre. — Guérison. Le malade continue le traitement jusqu'au 15.

La guérison s'est maintenue depuis cette époque.

OBSERVATION XII

Uréthrite chronique. — X..., 52 ans, tempérament lymphatique, a contracté plusieurs affections blennorrhagiques

Le malade contracte une uréthrite le 3 juillet ; l'affection se manifeste le 8 suivant.

X... suit un traitement émollient jusqu'au 15 juillet. Sur l'avis de son médecin qu'il va consulter, il prend de l'opiat cubèbe et copahu, jusqu'à la fin du même mois.

L'écoulement ne disparaît pas. On conseille à X... les capsules d'essence de santal, qui sont prises jusqu'au 8 août, sans amener aucun changement.

Le malade prend alors les pilules de bétulalbine ferrugineuses à la dose de 6, matin, midi et soir, et les injections d'émulsion de bétulalbine à la dose de 3 par jour, matin, midi et soir.

L'écoulement commence à disparaître le 19 août et va s'améliorant jusqu'au 30, époque à laquelle il disparaît complètement. Néanmoins le traitement est suivi jusqu'au 15 septembre.

Nous revoyons le malade au commencement d'octobre ; la guérison est complète.

OBSERVATION XIII

Uréthrite chronique. — L..., d'Évreux, âgé de 20 ans, d'une constitution robuste, a contracté une uréthrite le 8 septembre.

Prend des émollients jusqu'au 19 ; opiat cubèbe et copahu jusqu'au 10 octobre. L'écoulement ne disparaît pas.

Le malade prend des dragées de Clin, des injections d'acide tannique jusqu'à la fin d'octobre. L'écoulement ne disparaît pas complètement, mais reparaît abondamment au commencement de novembre.

L... reprend de l'opiat cubèbe et copahu pendant tout le mois de novembre. Un mieux est constaté, mais l'écoulement ne disparaît pas.

Le malade vient nous voir le 3 décembre.

4, 5, 6, 7 décembre, — 6 pilules de bétulalbine ferrugineuses, matin, midi et soir. Les mêmes jours, une injection de bétulalbine émulsionnée, matin et soir.

8 décembre. — Ecoulement disparu.

9, 10, 11, 12, 13, 14, 15 décembre. — Continuation du traitement dans les mêmes conditions.

Guérison maintenue. Nous avons revu le malade le 12 janvier; rien n'a reparu.

OBSERVATION XIV

Uréthrite aiguë. — L... A..., d'Evreux, 22 ans, a contracté une uréthrite qui se manifeste le 11 novembre. Ecoulement abondant. Le malade suit un traitement émollient pendant 8 jours. Le 19, prend un opiat cubèbe et copahu. L'écoulement ne disparaît pas.

L... vient nous voir le 3 décembre. Nous lui faisons prendre 6 pilules de bétulalbine ferrugineuses, matin, midi et soir; une injection de bétulalbine émulsionnée, matin et soir.

Nous revoyons le malade le 6. L'écoulement a complètement disparu. Le traitement est continué jusqu'au 14. La guérison s'est maintenue. Le 27, le malade n'a rien revu.

OBSERVATION XV

Uréthrite chronique. — M... E..., 19 ans, constitution robuste, contracte pour la première fois une uréthrite en avril 1880, se soigne d'abord par les émollients pendant quinze jours environ, puis prend de l'opiat cubèbe et copahu pendant à peu près tout le temps ; l'écoulement diminue, puis reparaît plus fort par alternatives. Les soins, également alternatifs, consistent toujours dans l'administration de l'opiat ci-dessus indiqué jusqu'au 4 décembre.

Nous lui conseillons les dragées de bétulalbine ferrugineuses, à la dose de 6, matin, midi et soir, ainsi que les injections d'émulsion de bétulalbine à la dose de trois par jour.

Le 17 décembre, l'écoulement est disparu. Le traitement est continué jusqu'au 24.

Nous revoyons M... le 8 janvier. Guérison complète.

OBSERVATION XVI

(PRISE ET REMISE PAR LE MALADE LUI-MÊME)

Uréthrite chronique. — X..., à Evreux, 23 ans. Début de la maladie, mercredi 17 novembre. Injections permanganate de potasse, opiat cubèbe et copahu, sans résultat. Douleurs très-vives en urinant. Urine mélangée de sang pendant deux jours. Verge très-enflée.

20 novembre. — Tisane chiendent et réglisse, jusqu'au 3 décembre.

3 décembre. — 6 pilules bétulalbine, midi et soir; 1 injection.

4 décembre. — 18 pilules, 3 injections.

Jusqu'au 8 décembre, sans changement. — Le 8, douleurs diminuent; urines plus claires.

9 décembre. — Continuation du traitement, diminution de l'écoulement.

10 décembre. — Mieux. Presque plus de douleurs.

11 décembre. — 18 pilules, 2 injections.

12 décembre. — 6 pilules, 1 injection; le mieux continue.

13 décembre. — 18 pilules, 2 injections; douleurs complètement disparues.

14 décembre. — 18 pilules, 3 injections; urine bien claire, écoulement limpide peu abondant.

15 décembre. — 18 pilules, 1 injection; le mieux continue.

16 décembre. — 6 pilules, 2 injections; léger suintement.

17 et 18 décembre. — 18 pilules, 3 injections.

19 décembre. — 18 pilules, 3 injections; aucune trace d'écoulement.

20 et 21 décembre. — 18 pilules, 3 injections.

22 décembre. — 3 injections, et jours suivants, pour finir le flacon.

Le malade nous a remis cette observation, le 28 janvier, et n'a rien revu. Par conséquent, guérison complète et assurée.

OBSERVATION XVII

Uréthrite aiguë. — X..., à Evreux, 19 ans, constitution robuste, profession très-pénible, n'a pas d'antécédents.

8 janvier, l'uréthrite se manifeste. — 10 janvier, le malade vient nous voir. Ecoulement abondant, blanc, épais; douleurs en urinant; balanite.

10 janvier. — 6 pilules bétulalbine, matin, midi et soir ; pas d'injections ; compresses d'eau de guimauve sur le gland ; grands bains.

Continuation jusqu'au 18 janvier. — Le malade n'interrompt pas son travail.

Le 18 janvier, plus de balanite. L'écoulement est beaucoup diminué. Continuation des pilules ; 3 injections émulsion de bétulalbine.

24 janvier. — Continuation, presque plus rien.

29 janvier. — Guérison complète.

Ces observations sont certainement remarquables, elles nous permettent d'établir un traitement rationnel.

Ainsi, on peut, à volonté, le commencer pendant ou après la période inflammatoire. Cependant il n'y a pas grand avantage à le suivre pendant, autant vaut attendre.

Débuter par 5 pilules matin, midi et soir. Augmenter de 1 à chaque fois tous les deux jours, jusqu'à amélioration sensible sans passer 21 pilules dans les vingt-quatre heures ou 24 au maximum, bien qu'il n'y ait pas d'inconvénient à passer ce chiffre. Consulter à ce propos l'expérimentation, du 21 au 28 mai, sur nous-même. Commencer les injections d'émulsion de bétulalbine aussitôt que le mieux est constaté, à la dose de 3 par jour, en prenant la précaution de les couper d'eau si, dès le début, elles provoquent trop de cuisson. Continuer ainsi jusqu'à guérison complète et même quatre ou cinq jours après pour assurer celle-ci. Dans les cas d'uréthrite chronique, faire usage des pilules de bétulalbine ferrugineuses, à la dose de 5 matin, midi et soir, concurremment avec les injections.

Chez les sujets lymphatiques, anémiés, remplacer dans le traitement de l'uréthrite aiguë les pilules de bétulalbine ordinaires par celles ferrugineuses.

Dans les cas de leucorrhée, donner 5 pilules bétulalbine

*ferrugineuses par jour ; 2 injections préparées avec une
cuillerée à bouche de teinture mère de bétulalbine dans un
verre d'eau.*

Des observations qui nous furent communiquées, il
résulte un fait constant bien établi : que les propriétés de
la bétulalbine pour le traitement des uréthrites ne sau-
raient être mises en doute.

En dehors de cette action curative, elle possède de
grands avantages sur les médicaments dont nous la proposons comme succédané.

Dans l'étude des propriétés physiologiques de ce corps,
nous avons bien établi qu'aucune action nuisible ne se
produisait à la suite de son emploi. Prise même à haute
dose, 40 à 45 pilules de $0^{gr.}18$, nous n'avons éprouvé aucun
malaise.

Chez certains sujets débilités, elle peut peut-être occa-
sionner un peu de diarrhée ; une seule observation nous
a permis de constater ce fait (*Observ. IV*), aussi est-il
permis de supposer que cette diarrhée était due à d'autres
causes ; c'est le cas, comme nous l'avons dit, d'employer
les pilules de bétulalbine ferrugineuses qui jamais, dans
aucun cas, n'ont occasionné cet inconvénient.

Au point de vue de la circulation, de la température,
de l'appétit, de la digestion, du système nerveux, rien à
redouter. Pas un seul cas où de ces troubles fonctionnels
se soient produits.

Dépourvu d'odeur et de saveur désagréables, ce produit
constitue un médicament d'autant plus précieux que ceux
qu'il est destiné à remplacer ne possèdent pas précisé-

ment une odeur et une saveur bien recherchées. Tous les inconvénients de ces derniers sont d'ailleurs connus.

Pour le copahu : *Envies de vomir, parfois vomissements, éructations, perte d'appétit, indigestions, diarrhées, accélération des mouvements du cœur, élévation de température, céphalalgie congestive, etc., etc.* (Gubler, Commentaires du *Codex*).

Remède utile dans les blennorrhagies, mais qui échoue souvent. On doit l'abandonner quand, porté d'emblée à dose assez énergique, il n'a pas sensiblement modifié l'écoulement. Son emploi prolongé amène les dyspepsies, les gastrites d'une curation difficile. Il ne s'agit plus d'une simple irritation de cause externe, cédant facilement au repos des organes digestifs, mais à une véritable diathèse inflammatoire spéciale, artificiellement créée par cette drogue qui infecte et détériore l'économie. Les malades qui prennent longtemps du copahu maigrissent, pâlissent, conservent bien souvent des traces trop durables de cette sorte d'intoxication. Ainsi il ne faut pas abuser du copahu, l'employer sagement, ne pas avoir la prétention de le mettre au rang des spécifiques qui doivent guérir tôt ou tard. De jour en jour, ce produit devient plus rare et moins pur : cause d'augmentation des insuccès. (Trousseau et Pidoux. *Traité de thérapeutique*, 5ᵉ édition.)

Pour le cubèbe : *Pris en quantité modérée, le cubèbe excite l'estomac, augmente l'appétit et active la digestion. A dose plus forte, surtout si l'estomac est irrité, il occasionne une cuisson pénible, des nausées et des vomissements, des coliques et le dévoiement. Ses effets généraux sont l'augmentation de la température et la soif, parfois de la céphalalgie, des mouvements convulsifs ou de la paralysie partielle.*

..... Mais il peut également résulter, de doses exces-sives, des ardeurs d'urines et d'autres symptômes de conges-tion et d'irritation de l'appareil génito-urinal: douleurs lombaires, hématurie, etc. (Gubler, loc. cit.)

Etant donné ces indications, d'un côté ; de l'autre, la complète innocuïté de la bétulalbine et son action indis-cutable, qui permet de la mettre au rang d'un véritable spécifique, le choix sera facile à faire.

Allié, comme nous l'avons dit, au fer, il constitue le médicament le plus précieux contre les uréthrites chro-niques, et peut être substitué avec grand avantage à l'es-sence de Santal dont l'odeur forte et désagréable est assez connue et qui la plupart du temps ne conduit qu'à des insuccès, tandis qu'en fort peu de temps quelquefois cette affection disparaît complètement à la suite de l'u-sage des pilules de bétulalbine ferrugineuses. (*Observ. I, VII, IX, XI.*)

En résumé nous croyons avoir découvert un nouveau corps, auquel nous avons trouvé une application.

Les propriétés qui différencient la bétulalbine de la bétuline, et l'acide bétulalbique de l'acide bétuloréti-nique, sont assez bien établies pour qu'il ne puisse y avoir aucune confusion entre ces principes ayant pour origine le même végétal et pour qu'on puisse soutenir que ces corps nouveaux aient été déjà entrevus.

D'autre part on pourrait peut-être arguer de ce fait que l'huile de bouleau est employée par les Russes, dans le traitement de la blennorrhée, pour dire que nous n'a-vons rien imaginé de nouveau. L'argument tombe de lui-même : si réellement l'huile de bouleau possédait cette propriété d'une façon bien efficace, elle serait bien connue. Or, nous n'avons trouvé qu'un seul auteur qui en parle, tous les autres sont muets à cet égard.

L'huile de bouleau étant un goudron, une huile pyrogénée, possède les propriétés du goudron et peut quelquefois, en effet, avoir quelque action sur les affections des voies urinaires. Mais de là à être classée comme un spécifique, il y a loin. Et d'ailleurs il faudrait beaucoup de bonne volonté pour trouver quelque analogie entre l'huile de bouleau et la bétulalbine.

Nous avons donc la conviction profonde que nous présentons, dans ce travail, une étude complètement nouvelle, sur un corps tout-à-fait nouveau que l'on devra dès maintenant inscrire au nombre des principes actifs qui constituent notre matière médicale.

Nous estimons, en outre, qu'en présence de la rareté toujours croissante du baume de copahu, de son prix élevé, par conséquent, et, par suite, des nombreuses falsifications que l'on fait subir à ce produit, le temps n'est pas éloigné où la bétulalbine le remplacera complètement.

Evreux. — Ernest Quettier, imprimeur, rue Chartraine, 37

www.ingramcontent.com/pod-product-compliance
Ingram Content Group UK Ltd.
Pitfield, Milton Keynes, MK11 3LW, UK
UKHW022224070726
13613UKWH00004B/1860